Musculoskeletal Ultrasound：Technical Guidelines

肌肉骨骼超声技术指南

编　著　欧洲肌肉骨骼放射学会超声分会

主　译　刘红梅

译　者　陈敏霞　易文鸿　熊　燃

天津出版传媒集团

天津科技翻译出版有限公司

图书在版编目 (CIP) 数据

肌肉骨骼超声技术指南 / 欧洲肌肉骨骼放射学会超声分会编著;刘红梅主译.— 天津 : 天津科技翻译出版有限公司, 2018.3 (2024.7重印)

书名原文: Musculoskeletal Ultrasound:Technical Guidelines

ISBN 978-7-5433-3804-3

Ⅰ.①肌… Ⅱ.①欧… ②刘… Ⅲ.①肌肉骨骼系统－超声波诊断－指南 Ⅳ.①R680.4-62

中国版本图书馆CIP 数据核字(2018) 第025374 号

出　　　版:天津科技翻译出版有限公司
出 版 人:方 艳
地　　　址:天津市南开区白堤路 244 号
邮政编码:300192
电　　　话:022-87894896
传　　　真:022-87895650
网　　　址:www.tsttpc.com
印　　　刷:山东临沂新华印刷物流集团有限责任公司
发　　　行:全国新华书店
版本记录:787mm×1092mm　16 开本　3.5 印张　100 千字
　　　　　2018 年 3 月第 1 版　2024 年 7 月第 2 次印刷
　　　　　定价:38.00 元

主译简介

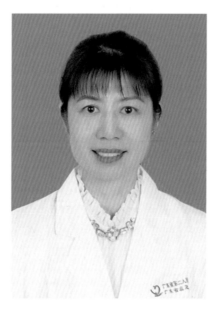

　　刘红梅,医学博士,广东省第二人民医院超声科学科带头人,主任医师,教授,博士生导师。曾就读于第一军医大学临床医学专业,毕业后一直从事超声医学影像工作,至今已20年,擅长肌骨、浅表、血管、女性不孕症的超声诊疗技术。在南方医科大学第三附属医院(广东省骨科研究院、广东省骨科医院)工作期间,担任中国肌骨超声培训基地华南区负责人,在广东省内率先开展成人和小儿肌骨运动系统超声,并与临床合作,利用肌骨超声开展疼痛介入微创治疗。主办多项国家级、省级继续教育项目,并入选广东省专业技术人才知识更新工程示范项目,每年培训省内外肌骨超声专项技术进修生10余名,为广东省乃至华南地区推广肌骨运动系统超声技术、培养肌骨超声业务骨干起到了很好的作用。参与国家卫生和计划生育委员会能力建设和继续教育中心组织编写的《超声医学专科能力建设专用初级教材(肌骨超声分册)》,先后主持国家自然科学基金项目3项、省部级科研课题7项,发表学术论文近百篇,其中SCI论文10篇。任国家卫生和计划生育委员会超声医学专科能力建设项目专家委员会委员、中国超声医学工程学会肌骨超声专业委员会副主任委员、中国医师协会超声分会浅表器官超声专业委员会委员、广东省医师协会超声医师分会副主任委员、广东省医学会超声医学分会常务委员、广东省超声医学工程学会常务理事、广东省康复医学会运动与创伤康复分会常务理事等职。

译者名单

主　译　刘红梅　广东省第二人民医院超声科

译　者（按姓氏汉语拼音排序）

陈敏霞　广东省妇幼保健院超声科

刘红梅　广东省第二人民医院超声科

熊　燃　广东省第二人民医院超声科

易文鸿　广东省第二人民医院超声科

编者名单

Ian Beggs, FRCR
Department of Radiology
Royal Infirmary,
Edinburgh, UK

Stefano Bianchi, MD PD
Fondation des Grangettes,
Geneva, Switzerland

Angel Bueno, MD
Department of Imaging
Diagnosis
Fundación Hospital Alcorcon,
Madrid, Spain

Michel Cohen, MD
Medical Imaging Centre,
Marseilles, France

Michel Court-Payen, MD
Department of Radiology
Køge Hospital,
Copenhagen, Denmark

Andrew Grainger, MRCP FRCR
Department of Radiology
Leeds General Infirmary,
Leeds, UK

Franz Kainberger, MD
Department of Diagnostic
Radiology
Medical University of Vienna,
Vienna, Austria

Andrea Klauser, MD
Department of Radiology II
Medical University Innsbruck,
Innsbruck, Austria

Carlo Martinoli, MD
Cattedra di Radiologia "R" –
DICMI
Università di Genova,
Genova, Italy

Eugene McNally, FRCR FRCPI
Nuffield Orthopaedic Centre
and John Radcliffe Hospitals,
Oxford UK

Philip J. O'Connor, MRCP FRCR
Department of Radiology
Leeds General Infirmary,
Leeds, UK

Philippe Peetrons, MD
Department of Radiology
Hopitaux Iris Sud
(Moliere-Longchamp)
Bruxelles, Belgium

Monique Reijnierse, MD
Sint Maartenskliniek
Nijmegen, The Netherlands

Philipp Remplik, MD
Radiologie München Zentrum
München, Germany

EnzoSilvestri, MD
Cattedra di Radiologia "B" –
DIMES
Università di Genova,
Genova, Italy

　　谨代表欧洲肌肉骨骼放射学会致谢：我们非常感激下列超声设备制造商对本项目的支持，并为我们提供采集所需图片的设备。特别致谢：Toshiba Medical System，协助完成肩关节部分；Philips Medical System，协助完成腕关节部分；Siemens Medical Solution，协助完成髋关节部分；General Electric Healthcare，协助完成膝关节部分；Esaote，协助完成踝关节部分。

译者前言

尽管肌肉骨骼超声的应用至今已有 60 余年，但真正较广泛地应用于临床也仅是近二三十年。相比于国外，国内肌肉骨骼超声起步较晚，自 20 世纪 90 年代后期才逐渐开展。随着超声技术进步及图像分辨率的不断改善，肌肉骨骼超声技术在国内临床应用中也获得了更多的关注，在某些领域有望取代 MRI。肌肉骨骼超声的主要缺点依然是对操作者有较强的依赖性，另外相比于腹部、心血管、妇产等常用的超声检查技术，与肌肉骨骼超声相关的专业书籍及参考资料有限，缺乏一个标准的操作规范。一个关节的超声检查应该涵盖哪些内容、检查哪些部位、采取什么样的适合体位，都让不少初学者产生了困惑，不同的医疗机构、不同的医生的诊断结果也可能存在极大的差异，缺乏规范的操作技术亦不利于肌肉骨骼超声技术的推广。

欧洲肌肉骨骼放射学会超声分会编著的这本《肌肉骨骼超声技术指南》，阐述了人体肩、肘、腕、髋、膝、踝六大关节的超声检查规范。指南中涵盖基础解剖学知识、检查体位选择、正常声像图表现、重点检查结构等，配以大量的体位图与声像图，图文并茂，旨在为初学者提供一个完整、标准、高质量的检查方案。因此，我们推荐本指南作为每一位肌肉骨骼超声医师的入门学习资料和临床操作规范，这也是我们翻译本指南的初衷。

感谢欧洲肌肉骨骼放射学会与天津科技翻译出版有限公司对本指南的翻译和出版工作的支持，也非常感谢广东省第二人民医院超声科易文鸿和熊燃主治医师，广东省妇幼保健院超声科陈敏霞医师对本指南的具体翻译和校对工作。由于本人经验有限，难免出现翻译欠妥及错误之处，希望读者予以批评指正，在此不胜感激！

广东省第二人民医院

2018 年 1 月

前　言

　　超声是肌肉骨骼影像学中发展最快的技术。持续的发展正不断地拓宽超声的应用范围,在某些临床领域,超声有可能取代 MRI 技术。肌肉骨骼超声主要的缺点依然是对操作者有较强的依赖性,以及缺乏相应规范的操作方案。为了克服这些缺点,欧洲肌肉骨骼放射学会(ESSR)制订了标准的关节超声检查技术指南,其中包括肩、肘、腕、髋、膝、踝六大关节的超声检查指南。指南针对每一个关节提供了完整、高质量的超声检查方案,并已被欧洲许多专家所认可。我们期望从事肌肉骨骼超声的医师能遵循这些指南,但同时应意识到,有的检查应根据患者要求和采用的设备进行适当调整。我们相信这些标准能提高检查者的认识及实践水平,并建立超声检查针对肌肉骨骼系统的诊断模式。此外,该指南仅作为推荐性的技术规范,而非强制性的行业规范。

Carlo Martinoli,医学博士

欧洲肌肉骨骼放射学会超声分会主席(2005—2007 年)

意大利热那亚大学放射学系主任,副教授

目　录

第1章 肩关节

1. 概述

在不同的国家和机构,超声检查肩关节时患者的体位不尽相同,反映出多方面的意见及检查者不同的经验。我们强烈建议患者坐在一个可转动的椅子上。采用这种体位,通过转动椅子,检查者即可用探头观察患者肩部的前面、侧面和后面。

2. 肱二头肌长头肌腱

手臂稍微内旋(朝向对侧膝关节方向),肘关节90°屈曲,掌心向上。在大、小结节间沟寻找肱二头肌长头肌腱,用短轴和长轴(作用有限)切面扫查肱二头肌。

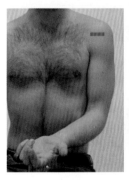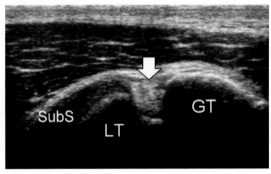

向上移动探头,沿着结节间沟扫查肱二头肌长头肌腱,并向下到达肌-腱连接处(胸大肌肌腱水平)。

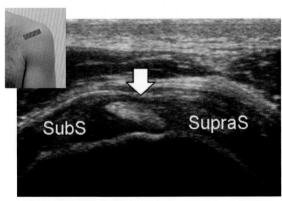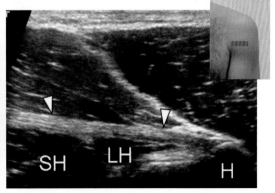

图例 SubS:肩胛下肌腱;SupraS:冈上肌腱;白色箭头:肱二头肌长头肌腱;LT:小结节;GT:大结节;SH:肱二头肌短头;LH:肱二头肌长头;H:肱骨干;白色三角箭头:胸大肌肌腱

3. 肩胛下肌腱

　　手臂外旋,将肘部紧靠在髂嵴处,在小结节处能看到肩胛下肌腱及其附着处(手稍往后旋有助于防止肘部上抬和外展离开侧胸壁)。

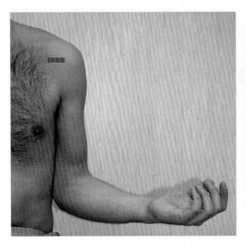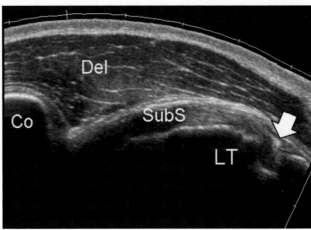

　　通过手臂的内旋及外旋,在长轴(横断面)及短轴(矢状面)扫查该肌腱。利用探头上下扫查,直至整个肩胛下肌腱全部显示。

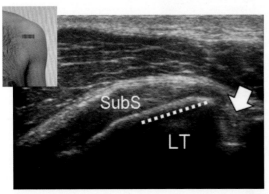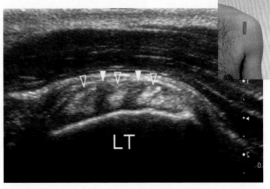

图例　白色箭头:肱二头肌长头肌腱;虚线:肩胛下肌腱附着处;Co:喙突;Del:三角肌;LT:小结节;SubS:肩胛下肌腱;空心三角箭头:肩胛下肌腱束;白色三角箭头:腱束间肌肉组织

4. 前内侧结构及喙肩韧带

在横断面上向内侧移动探头,观察喙突、喙肩韧带(探头的内侧缘正对着喙突,旋转探头的外侧缘朝向肩峰方向)、联合肌腱及肩峰下-三角肌下滑囊的前侧面。然后检查肩胛下窝及喙突下滑囊有无积液。外旋和内旋也可用于显示前内侧的损伤(内旋位测量喙突与小结节之间的距离)。

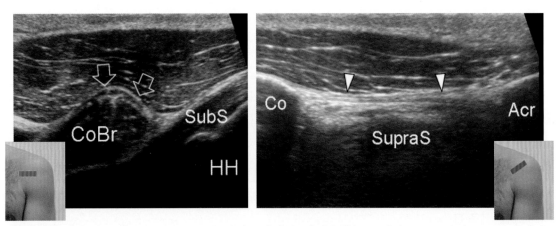

图例　Acr:肩峰;空心箭头:肱二头肌短头;白色三角箭头:喙肩韧带;Co:喙突;CoBr:喙肱肌;HH:肱骨头;SubS:肩胛下肌腱;SupraS:冈上肌腱

5. 冈上肌腱:体位(1)

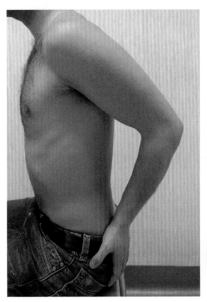 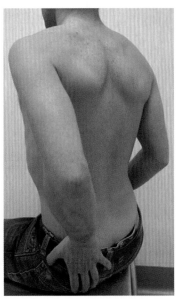

患者上肢后置,手掌放在髂骨翼上,肘部屈曲向后。在长轴和短轴切面观察冈上肌腱。

6. 冈上肌腱

　　将肱二头肌长头肌腱关节内部分作为体表标记，获得显示冈上肌腱适当的探头摆放位置。实际上，这些肌腱相互间走向平行，肱二头肌长头肌腱关节内部分因其清晰可见的纤维纹理而易于辨认。旋转探头，在长轴切面上使肱二头肌长头肌腱显示得尽可能长，然后将探头向后上方平移，即可显示冈上肌腱。在冈上肌腱和三角肌之间，可以看到正常的肩峰下-三角肌下滑囊，其表现为一个窄的低回声带。

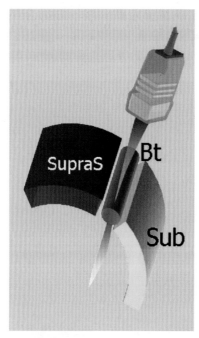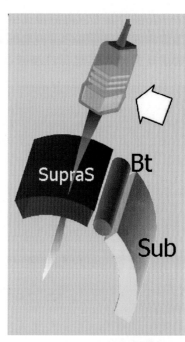

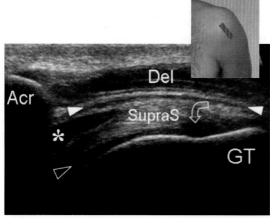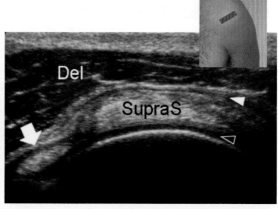

图例　Acr:肩峰;星号:腱肌结合部;Del:三角肌;GT:大结节;空心三角箭头:关节内软骨;弯曲箭头:低回声反映了各向异性伪像;白色箭头:肱二头肌长头肌腱;SupraS:冈上肌腱;白色三角箭头:肩峰下-三角肌下滑囊;Sub:肩胛下肌腱;Bt:肱二头肌长头肌腱

　　在肌腱附着处表面，轻轻倾斜探头，以避免产生各向异性伪像。谨记沿着大结节的外侧缘扫查肩峰下-三角肌下外侧滑囊。在短轴切面寻找冈上肌腱时，从肱二头肌长头肌腱标记处向后2cm，正常肩袖的厚度是不变的;从该点向后看到的肌腱即为冈下肌腱。

7. 冈上肌腱：体位（2）

将手背放在对侧后背上（被动内旋，加压手法），肘部应紧贴侧胸壁。在这个体位上，冈上肌腱往前移动，探头几乎与冈上肌腱垂直。考虑到与 5 号的体位（见上文）相比，这个体位下的肌腱纤维更加伸展，有可能高估其撕裂的范围。由于过度的内旋，这个体位下难以观察到肱二头肌长头肌腱。

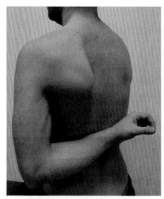
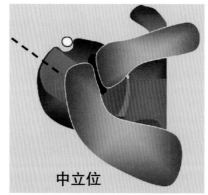
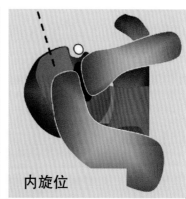

中立位　　内旋位

8. 肩峰下撞击试验

将探头的内侧缘置于肩峰的外侧缘获取冠状切面，可动态观察肩峰下（向前上）撞击试验。患者内旋外展其手臂，通过这样的动作，可看到冈上肌腱及肩峰下滑囊在深部穿过喙肩弓。

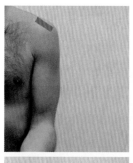
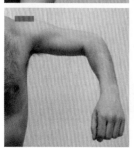
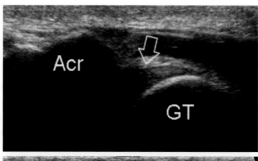
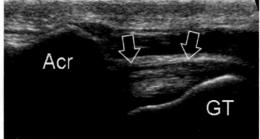

图例　Acr：肩峰；GT：大结节；空心箭头：冈上肌腱

9. 冈下肌腱和小圆肌腱

患者的体位与上述2号的一样(或者将手置于对侧肩上),探头放在盂肱关节的后侧面,然后加大探查深度,使肩关节的后隐窝显示在超声图像视野内。利用肩胛冈作为体表标志,在矢状面上区分冈上窝(探头上移)和冈下窝(探头下移)。

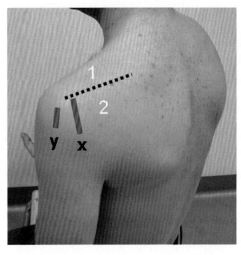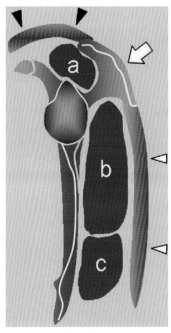

图例　a:一侧冈上肌;白色箭头:肩胛冈;b:冈下肌;c:小圆肌;虚线:肩胛冈;
1:冈上窝;2:冈下窝;白色三角箭头:三角肌;黑色三角箭头:斜方肌

可以看到冈下肌和小圆肌是彼此独立的结构,填充在冈下窝一直深入三角肌(x平面)。在扫查这些肌肉时,探头在矢状面上向着大结节滑动,便能看到肌腱呈现为两个独立的结构,从各自的肌肉中延伸开来(y平面)。

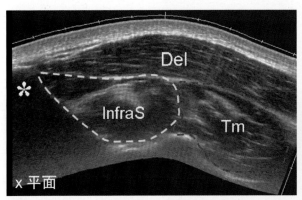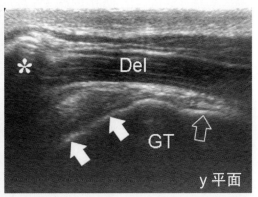

图例　星号:肩胛冈;虚线:冈下肌与小圆肌的边缘;Del:三角肌;GT:大结节;InfraS:冈下肌;Tm:小圆肌;空心箭头:小圆肌肌腱;白色箭头:冈下肌肌腱

10. 后方结构及盂肱关节后侧面

探头放在盂肱关节的后侧面,通过患者内旋及外旋手臂(患者的体位与上述 2 号相同),可以在长轴上(横断面)分别检查这些肌腱。

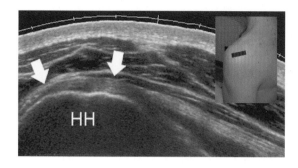
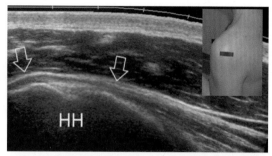
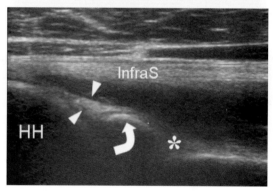

图例　星号:冈盂切迹;白色弯曲箭头:肩胛盂;HH:肱骨头;InfraS:冈下肌;空心箭头:小圆肌肌腱;白色箭头:冈下肌肌腱;白色三角箭头:后盂唇

在扫查的过程中,可以观察唇囊复合体后方及肩关节后侧面有无积液。患者体形较瘦时,可以清楚地看到后盂唇。在横断面上,探头往盂唇内侧移动可以看到冈盂切迹,此时需要加大探查的深度,以免忽略这个区域,有时可观察到起源于该区域的盂唇旁囊肿。

11. 肩锁关节

　　探头置于肩部获取冠状切面以检查肩锁关节。在肩关节位置上前后移动探头,寻找肩峰。然后向后移动探头找到肩锁关节,这时有可能看到冈上肌。

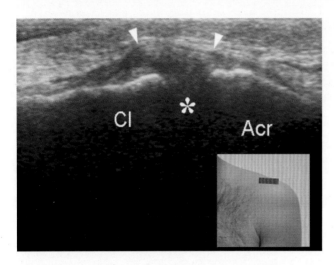

图例　Acr:肩峰;三角箭头:肩锁上韧带;星号:肩锁关节;Cl:锁骨

第2章 肘关节

注意:临床上肘关节的超声检查最多只能观察到其 1/4 的范围。所以,下述的系统性超声检查技术只属于理论性结果。

1. 肘关节前侧面

检查肘关节的前侧面,患者面对着检查者坐下,上肢伸开放在桌子上,掌心向上,身体稍稍倾向将要被检查的一侧,肘关节下可垫一个软枕。

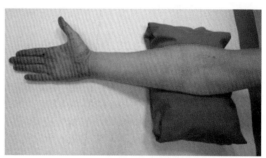

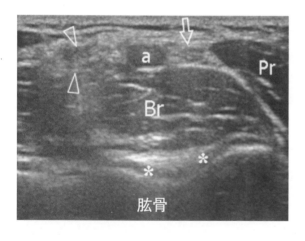

探头垂直于肱骨干,在肘关节上下 5cm 范围内扫查,可获得超声横断面图像。肱骨髁上区域的冠状面图像能显示浅方的肱二头肌和深方的肱肌。除此之外,在这些肌肉的内侧,伴随着肱动脉和正中神经,正中神经在肱动脉的内侧。

图例 a:肱动脉;空心箭头:正中神经;空心三角箭头:肱二头肌远端肌腱;星号:肱骨滑车关节软骨;Br:肱肌;Pr:旋前肌

2. 肱二头肌远端肌腱:手法

观察肱二头肌远端肌腱时,需把患者的前臂尽量伸开,使肌腱在桡骨粗隆上的附着点能被看到。因为肌腱是由浅至深倾斜的,如果探头不能与其保持平行,该肌腱的某些部分可表现为低回声的伪像。因此,探头的远端必须要抵着患者手臂的皮肤缓慢推进,使超声声束与肱二头肌远端肌腱保持 90° 角,才能充分地显示肌纤维的形态。

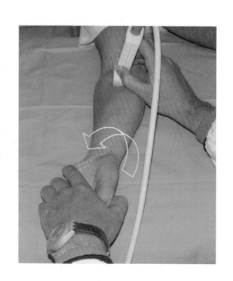

　　肱二头肌远端肌腱最好是在其长轴切面上检查。我们还需要在短轴切面上对肱二头肌远端肌腱进行认真地扫查,因为改变探头的方向可以动态观察肌腱回声的变化,及区分肌腱与邻近的动脉。

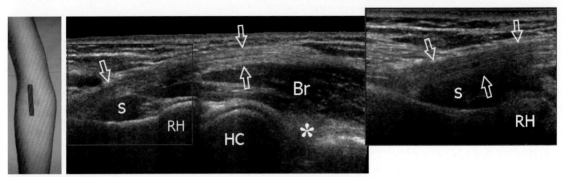

图例　空心箭头:肱二头肌远端肌腱;星号:冠突窝和前侧脂肪垫;Br:肱肌;HC:肱骨小头;RH:桡骨头;S:旋后肌

　　在长轴切面向下跟踪肱肌肌腱短头腱,可发现其在冠突上的附着点。

3. 前关节腔

　　在前矢状面,可以在肱骨前表面看到冠突窝表现为一个充满了脂肪垫的凹面。在正常的情况下,可以看到在脂肪垫与肱骨间有少量的液体。在横断面上,肱骨远端前侧面表现为高回声的波浪线,表面覆盖一薄层低回声的关节软骨:其外侧 1/3 对应着肱骨小头(圆形),内侧 2/3 对应着肱骨滑车(V 形)。在矢状面,桡骨小头呈现为方形,其关节面被软骨所覆盖。

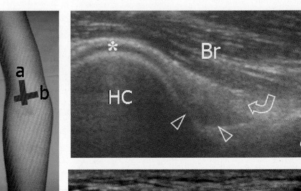

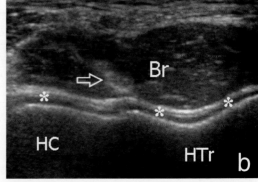

图例　空心箭头:肱肌肌腱;空心三角箭头:冠突窝前侧面;星号:肱骨远端关节软骨;Br:肱肌;空心弯曲箭头:前侧脂肪垫;HC:肱骨小头;HTr:肱骨滑车

4. 桡侧与骨间后神经

探头移向肘关节的前外侧,于短轴切面上,在肱桡肌与肱肌肌肉之间跟踪桡神经的主干直到其分叉处,分为桡神经浅感觉支和骨间后神经。在短轴切面上,仔细跟踪骨间后神经。必须在短轴切面观察骨间后神经,因为它穿过旋后肌后进入旋后肌弓,穿过了旋后肌的浅层和深层部分。为了更容易观察骨间后神经,患者前臂应旋后,手掌向下,探头置于旋后肌上扫查其横断面。

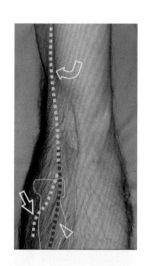

图例 空心箭头:骨间后神经;空心三角箭头:桡神经浅感觉支;Br:肱肌肌肉;BrRad:肱桡肌;空心弯曲箭头:桡神经主干;RH:桡骨头;RN:桡骨颈;S1:旋后肌浅头;S2:旋后肌深头

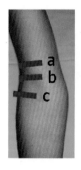
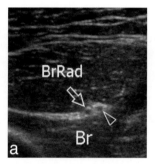
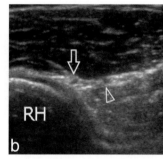
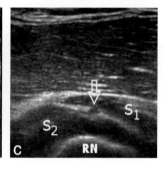

5. 肘外侧面:伸肌总腱起点

检察肘外侧面时,患者双手合拢,拇指向上,肘关节打开或屈曲。探头的边缘置于外上髁时,能在冠状面的长轴上看到伸肌总腱。

在短轴切面上,我们应该能看到肌腱的附着点。在正常情况下,外侧副韧带与覆盖在其表面的伸肌肌腱难以区分,因为两者纤维的回声甚为相似。

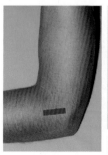
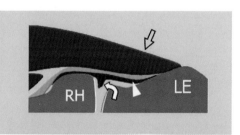
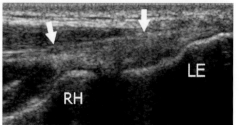

图例 白色三角箭头:外侧副韧带;白色弯曲箭头:滑膜皱襞外侧;LE:外上髁;RH:桡骨头;白色箭头和空心箭头:伸肌总腱

6. 肱桡关节

外侧滑膜皱襞填充着肱桡关节外侧面的表浅部分。通过患者前臂主动旋前和旋后的动态观察,可以看到桡骨头和寻找是否存在隐匿性的骨折。同时,还可以检查环状韧带。在桡骨颈的位置,如果有积液存在,我们还可以看到环状隐窝。

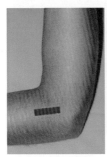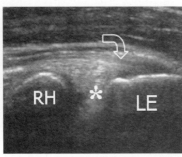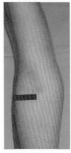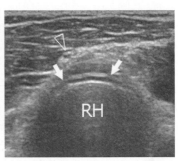

图例 空心三角箭头:骨间后神经;星号:外侧滑膜皱襞;空心弯曲箭头:伸肌总腱;LE:外上髁;RH:桡骨头;白色箭头:环状韧带

7. 肘内侧面:屈肌总腱和内侧副韧带

检查肘内侧面时,患者身体倾向被检查侧,手放在检查桌上,前臂尽量外旋、肘关节伸开或稍屈曲。探头的头端置于内上髁(肱骨内上髁),显示屈肌总腱的长轴切面,该肌腱要比伸肌总腱更宽、更短。在屈肌总腱的深部,可查看内侧副韧带前束。

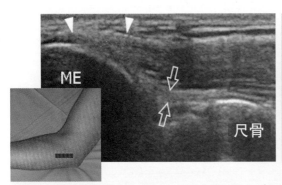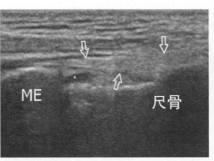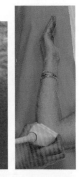

图例 白色三角箭头:屈肌总腱起始点;空心箭头:内侧副韧带前束;ME:内上髁

还有另一种检查内侧副韧带的体位,患者仰卧、肩外展、外旋、肘关节呈90°屈曲。这个外翻应力的作用有利于动态观察(关节间隙增宽)部分性骨折伴韧带连续且松弛的情况。

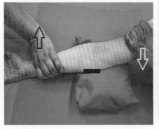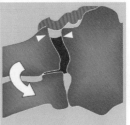

8. 肘后侧面：肱三头肌肌腱

患者肘关节呈 90° 屈曲、掌心向下，将手放在检查桌上。在鹰嘴的顶部，可以通过长轴和短轴切面来观察肱三头肌及其肌腱，需仔细检查肱三头肌肌腱的最远端以探查附着点是否有炎症。

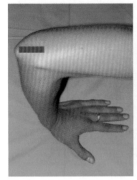
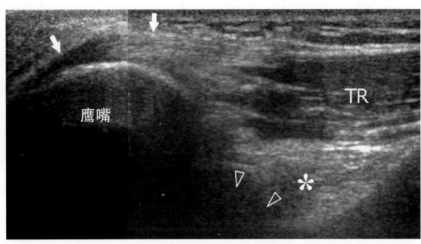

图例 空心三角箭头：鹰嘴隐窝后侧面；白色箭头：肱三头肌肌腱；星号：脂肪垫；TR：肱三头肌

在肱三头肌的深部，通过长轴和短轴切面来观察鹰嘴窝和鹰嘴隐窝后侧面。当肘关节呈 45° 屈曲时，关节内积液往往从关节腔前方流向鹰嘴隐窝，这样可以更好地鉴别少量的积液。在检查过程中，轻柔地摆动（一前一后）患者的肘关节，可以帮助肘关节腔内的积液流向鹰嘴隐窝。注意：在检查鹰嘴滑囊时，探头不要施加过大的力，否则有可能将鹰嘴滑囊内的积液挤走。

9. 肘管与尺神经

检查肘管时，患者肘部尽量内旋并打开（鹰嘴朝向检查者）。从前臂远端至手臂远端，在短轴面上扫查尺神经。注意认清尺神经通过上髁槽（图 a）和肘管（图 b）时形态的变化。

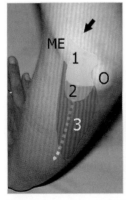
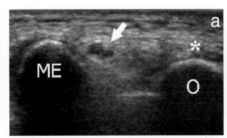
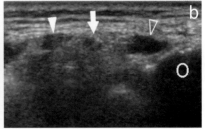

图例 白色箭头：尺神经；星号：肱三头肌肌腱；ME：内上髁；O：鹰嘴；空心三角箭头：尺侧腕屈肌尺骨头；白色三角箭头：尺侧腕屈肌的肱骨头；1：肘管支持带（奥斯本韧带）；2：弓状韧带；3：尺侧腕屈肌

10. 尺神经的不稳定性

　　动态观察肘管时,患者坐位,肘下放一硬枕,或患者仰卧,手臂外展置于检查桌上。患者肘关节屈曲,探头的一侧边缘置于鹰嘴,另一侧置于内上髁,这样可以从横断面上看到尺神经与肱三头肌内侧头的位置与内上髁相对应。通过这种检查手法,可以避免探头过紧地压于皮肤上以致阻止了尺神经从肘管前脱出。

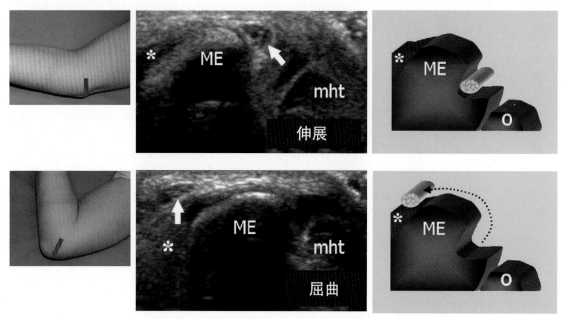

图例　尺神经的不稳定性。白色箭头:尺神经;星号:屈肌总腱;ME 内上髁;mht:肱三角肌内侧头;O:鹰嘴。在屈曲的过程中,尺神经从肘管内脱出,其不稳定性与肘管支持带的缺失有关

第3章 腕关节

注意:标准的腕关节超声检查顺序是从背侧到掌侧。患者坐在检查者面前,基于不同的临床表现,超声图像可通过腕关节各种不同姿势(屈、伸,桡尺侧的偏斜,旋前、旋后)来获取。

1.腕关节背侧:伸肌肌腱的腔室划分

探头置于腕部背侧,显示横断面以正确区分伸肌肌腱。一般情况下,我们应首先辨认一条已知的肌腱,并在其短轴面上跟踪到远端。对于伸肌肌腱来说,超声长轴面显得不那么重要,但它们可以帮助分析肌腱的内部结构及细化其动态评估。在对伸肌肌腱进行动态扫查时,我们可以把手置于一个凝胶管内,手指露出,以便于手指运动。

图例 APL:拇长展肌腱;EPB:拇短伸肌腱;ECRL:桡侧腕长伸肌腱;ECRB:桡侧腕短伸肌腱;EPL:拇长伸肌腱;EIP:示指固有伸肌腱;EDC:指总伸肌腱;EDQ:小指固有伸肌腱;ECU:尺侧腕伸肌腱

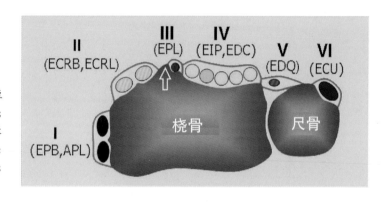

2.第一腔室

患者的腕部置于半旋前旋后位,探头置于桡骨茎突的外侧面,以检查伸肌肌腱的第一个部分——拇长展肌腱(腹侧)和拇短伸肌腱(背侧)。检查支持带并留意可能出现的一个垂直的分隔将这一部分划分为两个不同的间室。沿着拇长展肌腱覆盖在舟骨上的远端去检查附近可能出现的肌腱。

图例 APL:拇长展肌腱;白色三角箭头:支持带;EPB:拇短伸肌腱

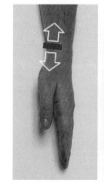

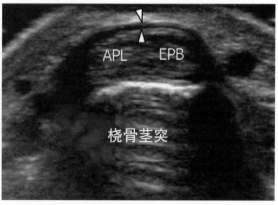

3. 桡动脉和桡神经

要注意桡动脉和桡神经感觉支分支,第一支逐渐走向深方,第二支在第一腔室的浅层。从近端到远端的检查过程中,注意观察桡神经分支从腹侧走行到背侧肌腱的浅方。

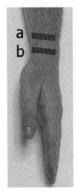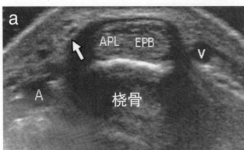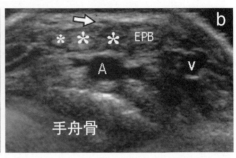

图例 A:桡动脉;APL:拇长展肌腱;白色箭头:桡神经;星号:拇长展肌腱的滑动;EPB:拇短伸肌腱;V:头静脉

4. 第二腔室

手掌掌心向下置于检查桌上,在横断面上探头移向内侧检查第二腔室——桡侧腕长伸肌腱和桡侧腕短伸肌腱。探头从头侧开始扫查,可以看到在前臂远端处(交界处)拇长展肌和拇短伸肌在表浅处穿过桡侧腕长伸肌腱和桡侧腕短伸肌腱后进入第一腔室。

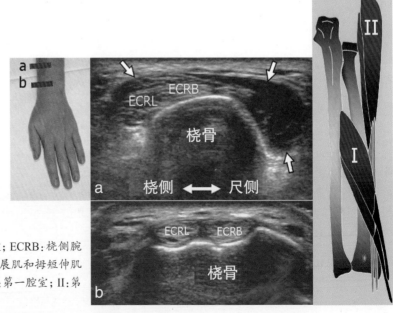

图例 ECRL:桡侧腕长伸肌腱;ECRB:桡侧腕短伸肌腱;白色箭头:部分拇长展肌和拇短伸肌在表浅处穿过第二腔室肌腱;I:第一腔室;II:第二腔室

5. 第三腔室

找出背侧桡骨的 Lister 结节作为分隔第二腔室（外侧）和第三腔室（内侧）的骨性标志。

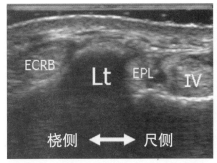
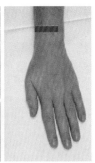

图例　ECRB：桡侧腕短伸肌腱；Lt：Lister 结节；EPL：拇长伸肌腱；IV：第四腔室的指伸肌腱

检查 Lister 结节的内侧时，需在短轴切面上向远端扫查拇长伸肌腱的附着处。需注意其跨过桡侧腕短伸肌腱和桡侧腕长伸肌腱。

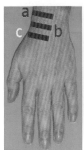
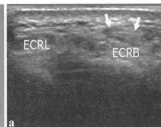
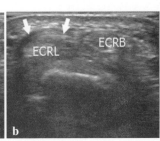
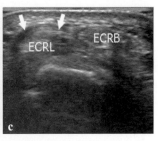

图例　箭头：拇长展肌腱；ECRB：桡侧腕短伸肌腱；ECRL：桡侧腕长伸肌腱

6. 第四腔室与第五腔室

探头置于腕部背侧中央，在横断面上检查第四腔室——指总伸肌腱和示指固有伸肌腱，以及第五腔室——小指伸肌腱。在手指屈伸的过程中动态观察有助于鉴别第四腔室各个不同的肌腱和小指伸肌腱。

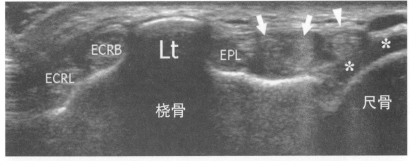
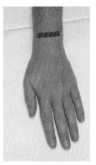

图例　白色三角箭头：第五腔室的指伸肌腱（小指伸肌腱）；白色箭头：第四腔室的指伸肌腱（指总伸肌腱和示指伸肌腱）；星号：尺骨关节内软骨；EPL：拇长伸肌腱；ECRB：桡侧腕短伸肌腱；ECRL：桡侧腕长伸肌腱；Lt：Lister 结节

7. 舟月骨间韧带

　　探头从 Lister 结节水平向远端扫查,在横断面上观察舟月骨间韧带的背侧部分。从腕部的桡、尺两侧观察有助于观察该韧带的完整性。

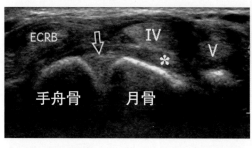 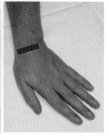

图例　空心箭头:舟月骨间韧带背侧部分;星号:背侧关节囊及囊外韧带;ECRB:桡侧腕短伸肌腱;IV:第四腔室指伸肌腱;V:第五腔室指伸肌腱

8. 第六腔室

　　腕部稍向桡侧倾斜,通过短轴和长轴面观察第六腔室——尺侧腕伸肌腱。

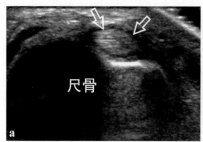 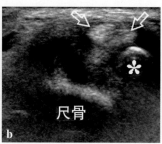 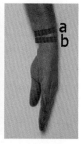

图例　空心箭头:尺侧腕伸肌腱;星号:尺骨茎突

　　我们可以看到,尺骨茎突及其与桡骨间的间隙被三角纤维软骨复合体所填充:可在横断面和斜冠状面上局部观察到该结构。

9. 远端桡尺关节

　　检查远端桡尺关节背侧时,将探头横切置于关节线的近心端处,此处的关节囊体积更大一些。

图例　空心箭头:远端桡尺关节的关节凹位置;空心三角箭头:远端桡尺关节线;IV:第四腔室;V:第五腔室

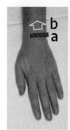 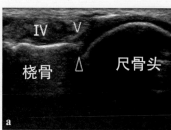 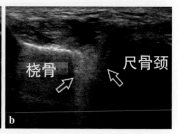

10. 桡腕关节和腕骨间关节

在腕骨的高回声下，在长轴面上定位桡腕关节、腕骨间关节和腕掌关节的滑膜隐窝，寻找积液以及有无增厚的滑膜。

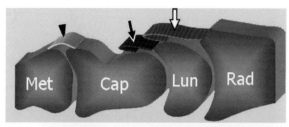

图例　三角箭头:腕掌关节隐窝背侧;星号:第四腔室指伸肌腱;黑色箭头:腕骨间背侧关节隐窝;白色箭头:桡腕关节背侧隐窝;Rad:桡骨;Lun:月骨;Cap:头状骨;Met:掌骨

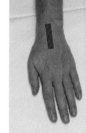
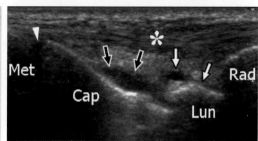

11. 腕腹侧:近端腕管

腕部背侧贴着检查桌，探头移到腕部掌侧。探头放在掌褶上，通过轴面寻找近端腕管的骨性标志——舟骨结节(桡侧)和豌豆骨(尺侧)。一旦找到，即调整相应探头的方向(一侧边缘置于手舟骨上，另一侧置于豌豆骨上)。前后移动探头，有助于使腕管内的软组织显示清楚。检查屈肌支持带和腕管内 9 条长的屈肌肌腱(4 条源于指浅屈肌，4 条源于指深屈肌以及桡侧的拇长屈肌)。通过动态观察相应手指的屈伸动作，有助于分析它们的内部情况。仔细检查腕管内部结构，查看有无异常，包括异常的肌肉和屈肌腱腱鞘炎。

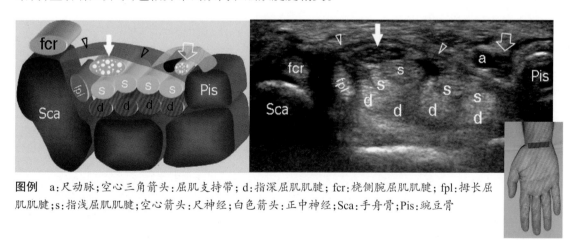

图例　a:尺动脉;空心三角箭头:屈肌支持带;d:指深屈肌肌腱;fcr:桡侧腕屈肌肌腱;fpl:拇长屈肌肌腱;s:指浅屈肌肌腱;空心箭头:尺神经;白色箭头:正中神经;Sca:手舟骨;Pis:豌豆骨

在腕管的桡侧，需查看表现为高回声的覆盖在舟骨结节上的桡侧腕屈肌肌腱。

12. 远端腕管

保持 11 段（见上）所述的体位，将探头移向更远端处，在横断面上寻找两个骨性标记——大多角骨结节（桡侧）和钩骨钩（尺侧）。由于腕管内的屈肌肌腱所走行的平面倾斜和正中神经走向深处，为了更好地显示这些结构，探查过程中探头方向应做轻微的调整或者腕关节稍做屈曲。

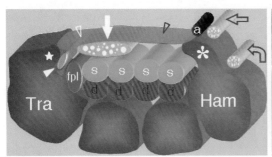
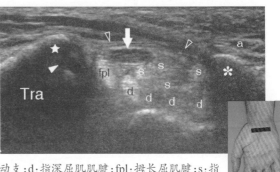

图例 a:尺动脉;星号:钩骨钩;弯曲箭头:尺神经深运动支;d:指深屈肌肌腱;fpl:拇长屈肌肌腱;s:指浅屈肌肌腱;五角星号:大多角骨结节;空心三角箭头:屈肌支持带;空心箭头:尺神经的浅神经支;白色三角箭头:桡侧腕屈肌腱;白色箭头:正中神经;Tra:大多角骨;Ham:钩骨

探头如第 11 和 12 段（见上）所描述的样子放置，上下移动探头扫查正中神经。我们需要系统地扫查正中神经，在短轴面上，从桡侧远端（屈肌支持带近侧）到手掌（越过屈肌支持带的远端边缘）。注意辨认某些解剖结构的变异（分叉神经，永存正中动脉）和正中神经穿过腕管时的变化。

13. 尺管和尺神经

探头移向内侧，在横断面上检查尺管。把豌豆骨作为标记，扫查尺动脉（桡侧）和尺神经（尺侧）。在短轴面上，跟踪尺神经的远端，观察其两个分支——浅感觉支和深运动支（后者在钩骨钩处走行）。

图例 a:尺动脉;星号:钩骨钩;弯曲箭头:尺神经深运动支;空心三角箭头:屈肌支持带;空心箭头:尺神经浅感觉;白色三角箭头:短屈肌弓部;白色箭头:尺神经主干;Pis:豌豆骨;Ham:钩骨

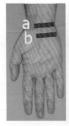
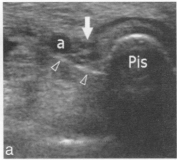
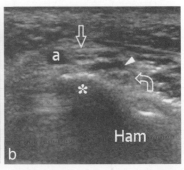

第4章　髋关节

1. 髋前侧面：前关节腔和髂腰肌肌腱

患者仰卧,探头置于股骨颈上,以股骨头为体表标记,在倾斜的长轴切面上检查前滑膜隐窝。若患者肥胖,探头的频率应该调低。在滑膜隐窝的头侧端,前侧髋臼盂唇纤维软骨表现为三角形的均质高回声结构(与膝关节半月板回声相同)。可以看到髂股韧带在髋臼盂唇的表面。

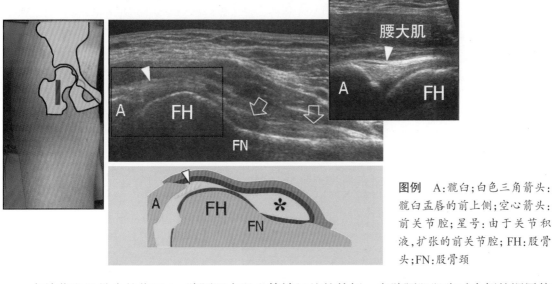

图例　A:髋臼;白色三角箭头:髋臼盂唇的前上侧;空心箭头:前关节腔;星号:由于关节积液,扩张的前关节腔;FH:股骨头;FN:股骨颈

在关节和股骨头的位置上,髂腰肌在股血管神经丛的外侧。在髂腰肌肌腹后内侧的深层偏心位置,可以看到髂腰肌肌腱覆盖在髂耻隆起上。髂腰肌滑囊在其肌腱与髋关节囊的前壁之间。在正常情况下,髂腰肌滑囊呈收缩状态,不能被超声所发现。

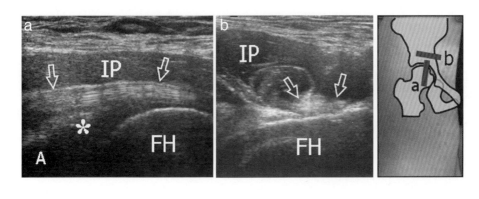

图例　A:髋臼;空心箭头:髂腰肌肌腱;星号:髋臼盂唇;IP:髂腰肌;FH:股骨头

2. 阔筋膜张肌和缝匠肌

把探头置于髂前上棘,显示轴面。在矢状面上可以看到缝匠肌的短头腱(内侧)和阔筋膜张肌(外侧)。探头向下移动置于肌腹上,可以看到缝匠肌在股直肌表面走向大腿内侧,而阔筋膜张肌在股直肌外侧延伸,其末端进入阔筋膜前缘、股外侧肌的浅面。

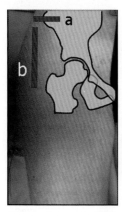
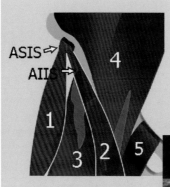
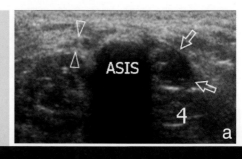
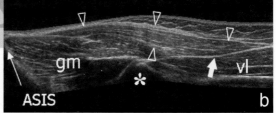

图例 空心三角箭头和1:阔筋膜张肌;AIIS:髂前下棘;ASIS:髂前上棘;星号:股骨大转子;弯曲箭头:股外侧皮神经;gm:臀中肌;3:股直肌;4:髂腰肌;5:耻骨肌;空心箭头和2:缝匠肌;白色箭头:阔筋膜张肌插入部分;vl:股外侧肌

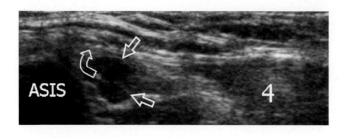

在腹股沟韧带内侧与髂前上棘相邻处,可以看到股外侧皮神经。在轴面上向上移动探头,可以看到腹部的腰大肌和髂骨翼内部的髂腰肌。

3. 股血管神经束

在髂腰肌和肌腱内侧,可以看到股神经(外侧)、股总动脉和股总静脉(内侧)。静脉的管径比动脉大,探头加压可变形,此处还应查看有无增大的淋巴结。在更内侧的位置,在耻骨上可以看到耻骨肌。

图例 a:股动脉;空心箭头:股神经;im:髂肌;pm:耻骨肌;v:股静脉

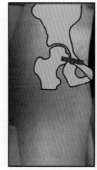
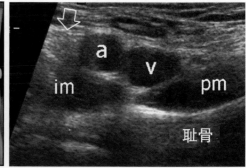

4. 股直肌

探头置于髂前下棘,检查股直肌直头肌腱。在长轴切面上,注意股直肌肌腱复合体中因反折头肌腱纤维方向变化所形成的直头肌腱后方的声影。

图例　AIIS:髂前下棘;空心三角箭头:股直肌直头肌腱;空心箭头:股直肌反折头肌腱

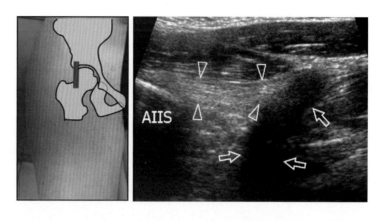

探头向下移动,在横断面上可以看到股直肌的肌-腱连接部,其肌肉纤维从肌腱的侧面向上延伸。在更远端处,可以看到肌腹在阔筋膜张肌与缝匠肌之间明显增大。在近端的股直肌处,中央腱膜连接着股直肌反折头肌腱的远端,而浅腱膜则是从直头肌腱处延伸出来。

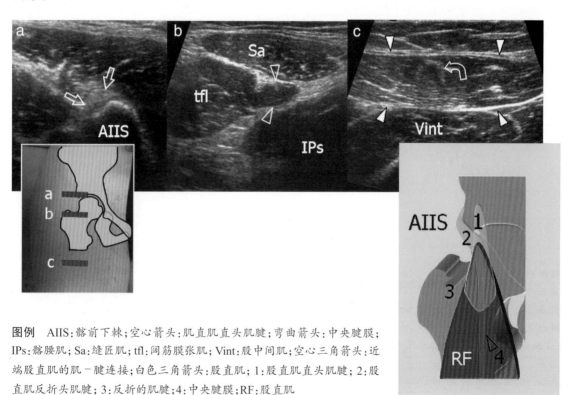

图例　AIIS:髂前下棘;空心箭头:肌直肌直头肌腱;弯曲箭头:中央腱膜;IPs:髂腰肌;Sa:缝匠肌;tfl:阔筋膜张肌;Vint:股中间肌;空心三角箭头:近端股直肌的肌-腱连接;白色三角箭头:股直肌;1:股直肌直头肌腱;2:股直肌反折头肌腱;3:反折的肌腱;4:中央腱膜;RF:股直肌

5. 髋内侧面：内收肌

检查髋内侧面时，患者的大腿外展外旋、膝关节屈曲。在长轴面上，检查髂腰肌肌腱与小转子的连接部分。将探头置于内收肌体部，在长轴面上辨认 3 层肌肉层：浅表层是长收肌（外侧）和股薄肌（内侧），中间层是短收肌，深层是大收肌。如要显示内收肌的附着处，探头需在长轴面上扫查上述肌肉，直到耻骨处。长收肌肌腱的附着处成像为三角形的低回声。

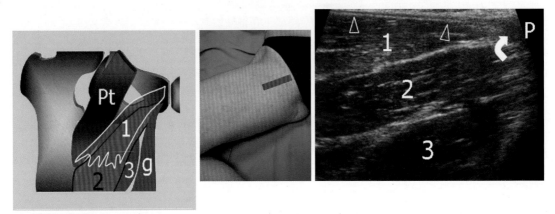

图例 空心三角箭头：长收肌肌腱；弯曲箭头：长收肌肌腱附着处；1：长收肌；2：短收肌；3：大收肌；g：股薄肌；P：耻骨；Pt：耻骨肌

从耻骨上的横断面上，外移探头并转向倾斜的纵切面，观察腹横肌和腹内斜肌联合腱。然后探头再向内侧，可看到耻骨联合的前侧面。

6. 髋外侧面：外展肌

检查髋外侧面，患者侧卧，摆出稍斜的外侧面或完全外侧面。在大转子的头侧端，通过横断面或纵切面显示臀中肌（浅层）和臀小肌（深层）。为了辨认它们，阔筋膜张肌可作为体表标记：把探头置于阔筋膜张肌的后方，两者肌肉的前缘均可显示。

也可以获取臀大肌前侧部分的超声图像：探头移向臀大肌的前方，可显示臀中肌的后缘。阔筋膜覆盖在臀中肌的外侧面和大转子上。

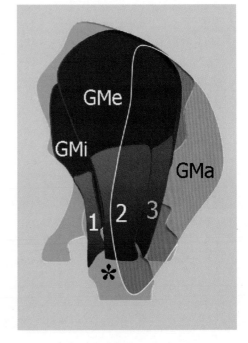

图例 星号：大转子；1：臀小肌肌腱；2：臀中肌（前肌腱）；3：臀中肌（后肌腱）；GMi：臀小肌；GMa：臀大肌；GMe：臀中肌

7. 臀小肌、臀中肌和阔筋膜

探头向下移至大转子,可以看到臀小肌肌腱从臀小肌深部向上延伸至大转子的前侧面。

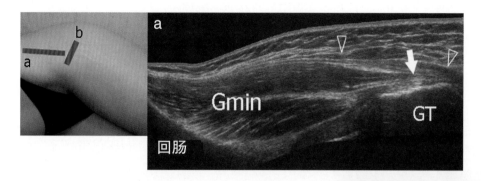

探头置于大转子的外侧面,长轴和短轴面显示臀中肌肌腱为一曲线型的纤维带。探头向后,可看到臀大肌的前部覆盖在臀中肌肌腱的后部。在冠状面上,阔筋膜显示为一个表浅的高回声带,从头端至尾端,覆盖在臀中肌肌肉、臀中肌肌腱和大转子上。正常情况下,大转子周围的滑囊在超声下不被显示。

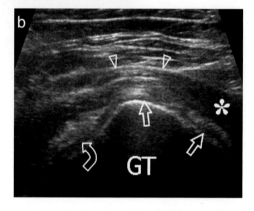

图例 星号:臀大肌;弯曲箭头:臀小肌肌腱;Gmin:臀小肌;GT:大转子;空心箭头:臀中肌肌腱;白色箭头:臀小肌肌腱;空心三角箭头:阔筋膜

8. 髋后侧面:腘绳肌

检查髋后侧面,患者俯卧,双脚悬空在床尾。患者肥胖或大腿较粗时,应降低超声的频率。根据臀大肌的长轴和短轴,探头应置于横断面和冠状面来观察臀大肌。

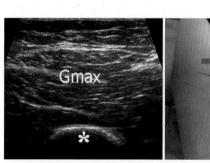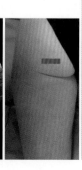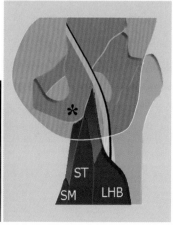

图例 星号:坐骨结节;Gmax:臀大肌;SM:半膜肌;ST:半腱肌;LHB:股二头肌长头

9. 腘绳肌和坐骨神经

后方轴面的显示对于辨认股后肌群（半膜肌、半腱肌、股二头肌长头）的近端起点十分重要。坐骨结节是主要的体表标记：一旦找到坐骨结节，股后肌群肌腱的最头端部分即可显示，因为它们附着于坐骨结节的外侧面。在此平面上，半膜肌肌腱、半腱肌与股二头肌长头联合肌腱不能被区分。在它们的外侧，可以在梨状肌深方处看到坐骨神经呈扁的束状回声。

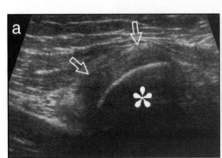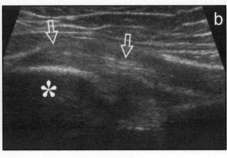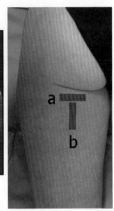

图例 星号：坐骨结节；空心箭头：半腱肌和股二头肌长头联合肌腱的起点

探头再向下移，在轴面上可将半腱肌与股二头肌联合肌腱和半膜肌肌腱区分开，前者更为表浅和靠后外侧。在矢状面上，半腱肌与股二头肌联合肌腱呈现为高回声，与半腱肌（内侧）和股二头肌（外侧）肌腹分开。半膜肌的腱膜巨大，与肌腱的内侧相连：半膜肌肌腹从腱膜内侧端延伸。

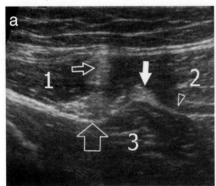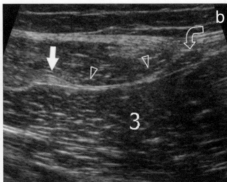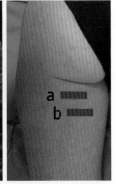

图例 宽的空心箭头：坐骨神经；窄的空心箭头：半腱肌与股二头肌长头联合肌腱；1：股二头肌长头；2：半腱肌；3：大收肌；白色箭头：半膜肌肌腱；空心三角箭头：半膜肌腱膜；弯曲箭头：半膜肌肌腹

第5章 膝关节

注意:下述的系统性超声检查技术只属于理论层面。因为大多情况下,临床上膝关节超声检查最多只能观察到其1/4的范围。

1. 膝前区:股四头肌肌腱

检查膝关节前区,患者仰卧。膝关节呈20°~30°屈曲,腘窝下放一小软枕,可使伸肌得到伸展,还可避免股四头肌肌腱和髌腱完全伸展形成凹陷所致的各向异性伪像。

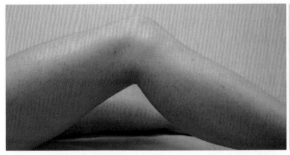
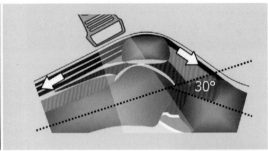

探头远端边缘保持在髌骨上,使股四头肌肌腱显示在矢状面的正中位置。在长轴和短轴面上,观察股四头肌肌腱的多层形态(其从股四头肌肌腹延伸开来形成三层肌腱彼此紧贴、远端联合)。如何去分辨各个独立的肌腱结构在临床上有实际的意义,这需要我们去鉴别全层(三层)和部分(一层或两层)的撕裂损伤。

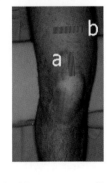

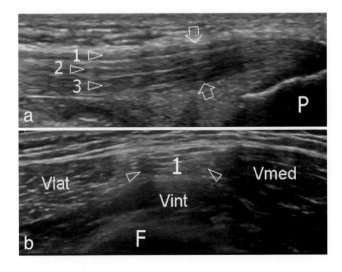

探头移向头端,在轴面上可鉴别股四头肌的肌-腱连接:股直肌的肌-腱连接部比股四头肌其余的肌-腱连接位置更近头端。

图例 空心箭头:股四头肌肌腱;1:浅层(来自于股直肌);2:中间层(来自于股内侧肌和股外侧肌);3:深层(来自于股中间肌);F:股骨;P:髌骨;Vlat:股外侧肌;Vmed:股内侧肌;Vint:股中间肌

2. 髌上和髌骨关节隐窝

在股四头肌肌腱远端 1/3 处的深部,髌上脂肪垫在髌骨的头侧端。在股骨的最浅层,股前脂肪垫表现为一个大范围的高回声区。髌上囊位于股四头肌肌腱和髌上脂肪垫的深部和股前脂肪垫的表浅部。在正常情况下,髌上囊表现为一个薄的 S 形低回声区。动态观察时收缩股四头肌或检查者用手挤压髌上囊,有助于发现小范围的积液,探头的加压也有助于鉴别积液和滑膜增厚。

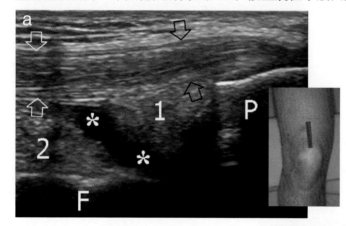

图例 a　空心箭头:股四头肌肌腱;星号:髌上囊;1:髌上脂肪垫;2:股前脂肪垫;F:股骨;P:髌骨

在检查股四头肌肌腱的外侧和内侧时,应该拓宽成像的宽度,因为少量的滑液往往积聚在髌上囊的外侧和内侧(由于患者处于仰卧位)以及髌骨隐窝。

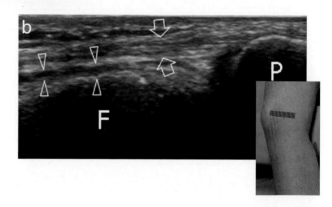

图例 b　空心三角箭头:外侧髌骨隐窝;空心箭头:髌内侧支持带;F:股骨;P:髌骨

3. 股骨滑车

膝关节完全屈曲,在轴面上观察 V 形的股骨及其周围的关节内软骨。在该体位下,股四头肌肌腱被股骨滑车推向前,呈一曲线覆盖在股骨滑车上。

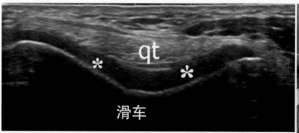
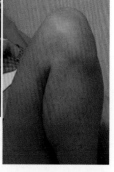

图例　星号:股骨滑车关节内软骨;qt:股四头肌肌腱

4. 髌骨支持带和髌骨内侧关节面

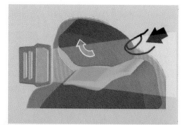

探头置于髌骨的各个面上，在轴面上观察内侧和外侧髌骨支持带：它们呈双层结构，不能与其下方的关节囊区分开。如要尝试观察髌骨内侧关节面，需把髌骨往内推并使其倾斜，保持膝关节伸展。关节的外侧面不能通过超声观察。

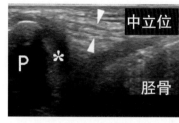
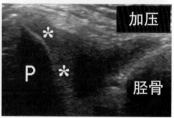

中立位　加压

P　*　胫骨　　*　P　*　胫骨

图例　三角箭头：内侧髌骨支持带；星号：髌骨内侧面关节内软骨；P：髌骨

检查位于髌骨和髌韧带下极上方的髌前滑囊：正常情况下，该滑囊不能被超声观察到。在滑囊上方检查时探头不要过度加压，以免液体被挤到超声图像观察区域之外，多涂些耦合剂有助于减轻探头压力。

5. 髌腱

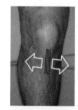

患者体位与上述 1 号相同，在长轴和短轴面上，从头侧起点至远端附着处观察髌腱。因为髌骨下极呈 V 形，我们应注意肌腱的附着处不仅在尖端，还会在髌骨的外下和内下边缘。同时，我们还可在短轴面上检查近端髌腱，因为肌腱病变有可能在中线外出现。

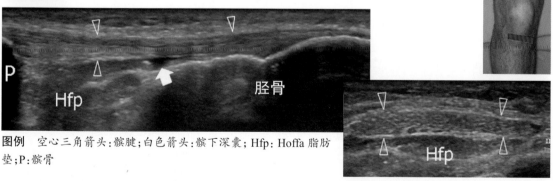

P　Hfp　胫骨　　Hfp

图例　空心三角箭头：髌腱；白色箭头：髌下深囊；Hfp: Hoffa 脂肪垫；P：髌骨

在髌腱深部，扫查远端髌腱和胫骨骨骺前侧面之间的囊内 Hoffa 脂肪垫和髌下深囊。轻度的囊内扩张可视为正常，表现为小面积的三角形低回声。正常情况下，超声下看不到髌下浅囊。

6. 膝内区：内侧副韧带和鹅脚腱

　　检查膝内区时，患者腿部外旋，膝关节保持 20°~30° 屈曲。探头稍倾斜地放在内侧副韧带的长轴面。注意要检查该韧带的全长，在腿外翻过程中动态检查有利于检查该韧带的内部情况。检查从浅部的软组织至深部的内侧半月板。

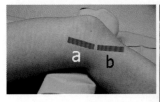
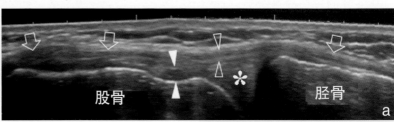

　　跟踪内侧副韧带的远端，探头转动向前，在长轴面上检查鹅脚腱复合体（由缝匠肌肌腱、股薄肌肌腱、半腱肌肌腱组成）。这些肌腱紧密相连，在胫骨附着处水平（小凹区）不能被区别开。

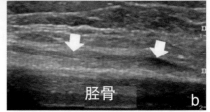

图例　空心箭头：内侧副韧带；星号：内侧半月板；空心三角箭头：内侧副韧带表层部分；白色三角箭头：半月板韧带；白色箭头：鹅脚腱复合体附着处

7. 膝外侧区：髂胫束

　　检查膝外侧区时，患者腿部内旋，膝关节保持 20°~30° 屈曲。在长轴面上检查髂胫束，一直往下至 Gerdy 结节。如果不能确定探头的放置是否正确，则要想到髂胫束是位于膝关节外侧面的前侧面和中 1/3 面之间，并沿着大腿长轴走行。检查从浅部的软组织至深部的外侧半月板：当怀疑有半月板囊肿时，可用力屈曲患者膝部，使囊肿凸出关节外，从而提高检出率。

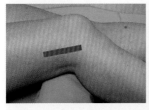
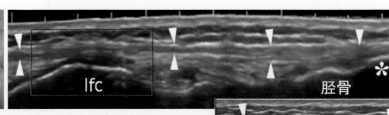

图例　三角箭头：髂胫束；星号：Gerdy 结节；lfc：股骨外侧髁

8. 外侧副韧带

患者膝关节伸展,探头下缘置于腓骨头,探头上缘向前侧面旋转,使得外侧副韧带的长度在超声下尽量显示。在外侧副韧带近端的深部,可以看到腘肌腱在骨槽内。超声横断面可以有助于辨别外侧副韧带与更后面的股二头肌肌腱的关系。

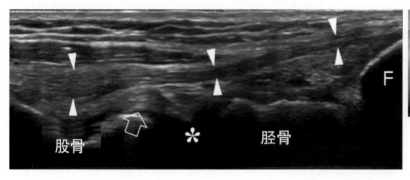
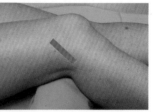

图例 空心箭头:腘肌腱;白色三角箭头:外侧副韧带;星号:外侧半月板;F:腓骨头

在腓骨小头前侧面,通过轴面和冠状面检查胫腓关节的关节腔积液及关节旁神经节。

9. 膝后区:内侧肌腱

检查膝后区,患者俯卧,膝伸展。在膝关节的后内侧面,在横断面从内到外观察,在该水平上可以看到缝匠肌、股薄肌肌腱和半腱肌肌腱,半腱肌肌腱位于半膜肌肌腱的后方。

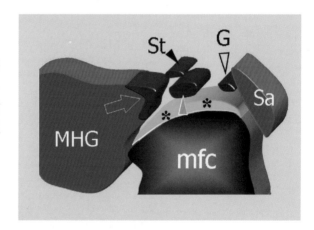

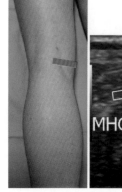
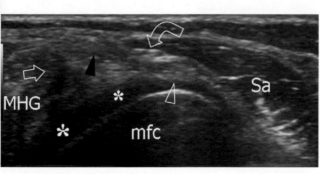

图例 星号:股骨内侧髁关节内软骨;黑色三角箭头:半腱肌肌腱;弯曲箭头:隐神经;mfc:股骨内侧髁;MHG:腓肠肌内侧头;Sa:缝匠肌;空心三角箭头:股薄肌肌腱;空心箭头:腓肠肌内侧头肌腱

10. 半膜肌 – 腓肠肌滑囊

在半膜肌肌腱的内侧和腓肠肌内侧头的外侧之间,利用短轴面观察半膜肌 – 腓肠肌滑囊。在矢状面上观察股骨内侧髁后侧面的软骨。

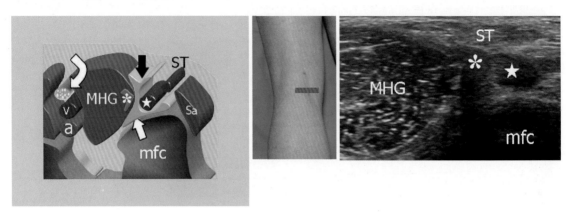

图例　a:腘动脉;星号:腓肠肌内侧头肌腱;弯曲箭头:胫神经;mfc:股骨内侧髁;MHG:腓肠肌内侧头;五角星号:半膜肌肌腱;Sa:缝匠肌肌肉;ST:半腱肌肌腱;白色和黑色箭头:半膜肌 – 腓肠肌滑囊;v:腘静脉

11. 腘窝血管神经束和髁间窝

在腘窝处,探头在腘窝血管神经束处上下移动,在斜短轴面上可以看到腘动脉(深部)、腘静脉(中间)和胫神经(浅部)三者前后排列。因为患者俯卧,腘静脉陷塌,所以腿部稍抬起并屈曲膝关节可以使腘静脉充盈,从而改善对其的观察。

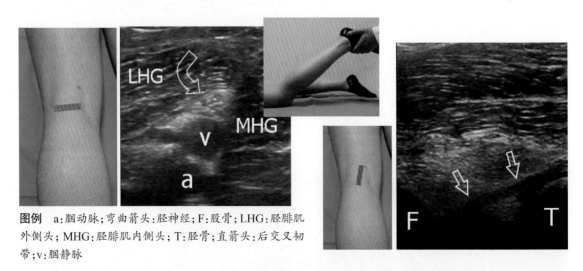

图例　a:腘动脉;弯曲箭头:胫神经;F:股骨;LHG:胫腓肌外侧头;MHG:胫腓肌内侧头;T:胫骨;直箭头:后交叉韧带;v:腘静脉

在髁间窝的更深位置处,探头的近端稍向股骨内侧髁旋转,在倾斜的长轴上检查后交叉韧带的中末段。如果前交叉韧带撕裂,可以在髁间窝的侧面查找有无血肿(间接征象)。

12. 后外侧角和股二头肌

　　探头转向膝部的后外侧面,利用长短轴面检查股二头肌肌肉及肌腱。在近端处必须仔细观察评价股二头肌长头及短头的肌-腱连接部,因为由运动引起的撕裂常发生于此处。此外,我们可以沿着股二头肌肌腱,从它的起始处至腓骨头处一直向下扫查,在腓肠肌外侧头肌腱内可偶尔看到一个小的籽骨——腓肠豆。在长轴面上观察股骨外侧髁后侧面的软骨。

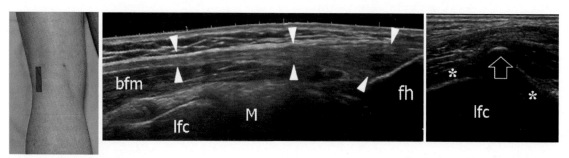

图例　空心箭头:腓肠豆;白色三角箭头:股二头肌肌腱;星号:股骨外侧髁的关节内软骨;bfm:股二头肌;M:外侧半月板;fh:腓骨头;lfc:股骨外侧髁

13. 腓总神经

　　患者体位与 11 号(见上)所述的相同,探头向上置于胫神经处,观察腓总神经起始部从坐骨神经处分出。在腘窝的外侧面处,在横断面上向下跟踪腓总神经至腓骨头和腓骨颈。可以看到腓总神经在股二头肌的后方。注意:围绕在腓骨周边的腓总神经分支(浅支和深支)往腓骨长肌附着处的深部通过。

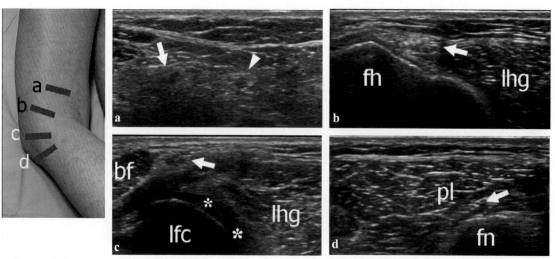

图例　白色箭头:腓总神经;白色三角箭头:胫神经;星号:股骨外侧髁的关节内软骨;bf:股二头肌肌肉;fh:腓骨头;fn:腓骨颈;lhg:腓肠肌外侧头;lfc:股骨外侧髁;pl:腓骨长肌

第6章 踝关节

注意:下述的系统性超声检查技术只属于理论层面。因为大多情况下,临床上踝关节的超声检查最多只能观察到其一个或数个侧面。

1. 踝前区:伸肌肌腱

患者坐在检查床上,膝关节45°屈曲,脚掌平放在检查床上,或者患者仰卧,脚放松,以便于在检查的过程中根据需要再做调整。探头置于踝的短轴面上,上下移动,检查胫骨前肌、蹈长伸肌和趾长伸肌。我们必须从肌 - 腱连接处开始,完整检查这些肌腱的整个长度。扫查胫前动脉与邻近腓深神经。

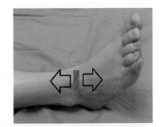

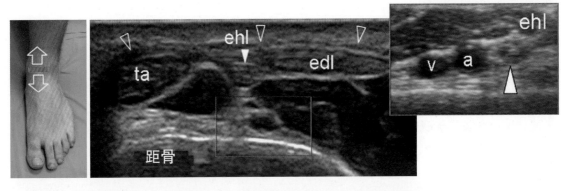

我们必须检查位于中远端的上、下伸肌支持带和胫骨前肌腱的附着处。沿着胫骨前肌腱向上扫查至其在第一楔骨的附着处。

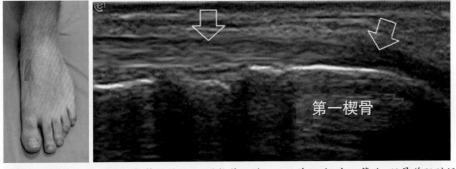

图例 a:胫前动脉;edl:趾长伸肌腱;ehl:蹈长伸肌腱;ta:胫前肌腱;空心箭头:胫骨前肌腱远端;v:胫前静脉;空心三角箭头:上伸肌支持带;白色三角箭头:腓深神经

2. 前踝关节凹

将探头置于踝背面的中间部位,纵断面检查前胫距关节囊。过度跖屈时,囊内积液有可能被挤压移位。探头向内外移动时,较容易看到60%~70%的距骨圆顶。

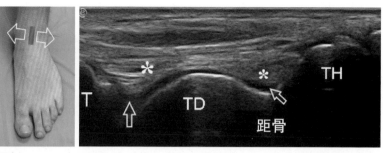

图例　星号:前脂肪垫;空心箭头:前胫距关节囊;T:胫骨;TD:距骨圆顶;TH:距骨头

3. 距腓前韧带

与1号(见上)所述体位相同,前脚稍向内转(相反位置)使外侧韧带展开。在内踝下垫一个小软枕,有助于探头更好地贴近外踝表面的皮肤。使探头与检查床平行,后侧缘置于远端外踝上,检查距腓前韧带。

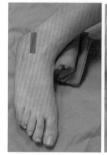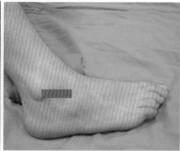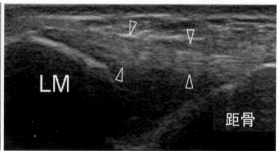

图例 a　LM:外踝;空心三角箭头:距腓前韧带

当难以区分局部撕裂与完全撕裂时,需要进行超声检查的前抽屉试验。患者脚部悬于检查床尾部,牵拉患者的前脚使其跖屈及相反动作,探头置于患者脚部。当韧带断裂时,距骨相对于腓骨前移,韧带间将出现间隙。

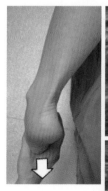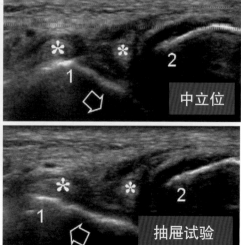

图例 b　距腓前韧带断裂时的前抽屉试验。星号:韧带断端;白色和空心箭头:距骨移位;1:距骨的体表标记;2:腓骨的体表标记

4. 胫腓前韧带

　　患者体位与1号(见上)所述的相同,探头后缘置于外踝,向上转动探头至前缘使胫腓前韧带显像。探头会穿过距腓前韧带与胫腓前韧带之间的一部分距骨软骨。

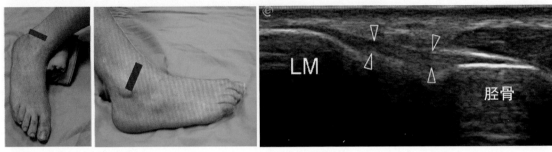

图例　三角箭头:胫腓前韧带;LM:外踝

5. 跟腓韧带

　　患者踝部内侧面置于检查床上,探头上缘置于外踝尖,下缘向着脚跟置于外踝后方,脚部向背侧屈曲,在倾斜的冠状面上检查跟腓韧带。当脚部向背侧完全屈曲时,跟腓韧带被拉紧,更有助于观察其全长。这种检查方法有助于鉴别局部撕裂与完全撕裂。

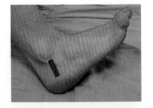

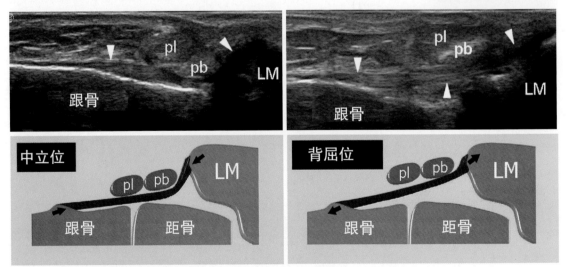

图例　白色和黑色三角箭头:跟腓韧带;LM:外踝;pb:腓骨短肌腱;pl:腓骨长肌腱

6. 跗骨间背侧韧带

扫查下列的跗骨间背侧韧带：距舟背侧韧带、跟骰背侧韧带及跟骰舟韧带（后者涉及跟骨前外侧结节撕脱）。

图例 三角箭头：距舟背侧韧带；NAV：脚舟骨

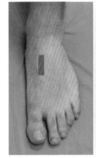

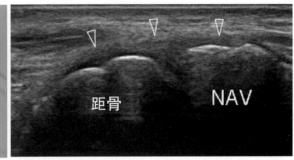

7. 踝外区：腓骨肌腱

在外踝的后方，将探头置于腓骨肌腱之上，在短轴上检查腓骨肌腱（长轴的作用有限）。因为这些肌腱包绕着踝，逐步倾斜探头，使超声声束与肌腱垂直并避免各向异性伪像。接着，向上扫查这些肌腱至大约5cm的范围，向下扫查整个下踝区域。

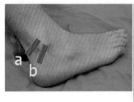

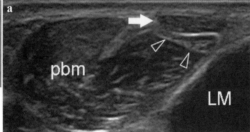

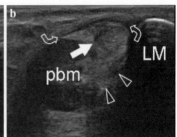

在跟骨腓骨结节水平上检查这些肌腱，并向下扫查，直至看到腓籽骨。沿着腓骨短肌腱扫查至第5跖骨基底。扫查腓骨上、下支持带。

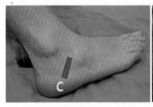

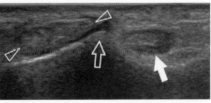

图例 空心三角箭头：腓骨短肌腱；弯曲箭头：上伸肌支持带；LM：外踝；pbm：腓骨短肌；空心箭头：腓骨结节；白色箭头：腓骨长肌腱

当临床上怀疑腓骨肌腱半脱位时，应在静息、背屈及被动外翻下进行超声检查。将探头置于外踝水平面上，在横断面上进行检查。检查者用一只手推挤患者前脚，使脚部被动外翻，这样可以观察到是否有隐匿性半脱位或上支持带凸出。

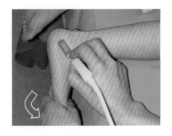

8. 踝内区：胫骨后肌和趾长屈肌腱

检查踝内区时，患者坐位，脚跟部转向内侧或摆出"蛙腿"样姿势。或者患者仰卧，脚稍向外旋。在外踝下垫一个小软枕，有助于探头更好地贴近内踝表面的皮肤。我们首先检查肌腱。

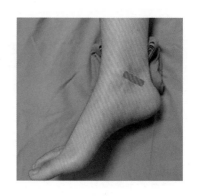

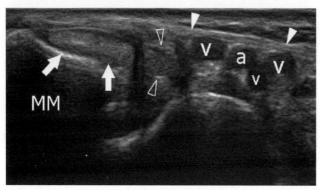

在内踝后方，探头置于胫骨后肌和趾长屈肌腱上，显示短轴切面。在短轴面上，从肌－腱连接处向下至胫骨后肌腱附着处检查胫骨后肌。长轴面上，观察胫骨后肌腱在脚舟骨的附着处。

图例　a：胫后动脉；MM：内踝；v：胫后静脉；空心三角箭头：趾长屈肌腱；白色三角箭头：屈肌支持带；白色箭头：胫骨后肌腱

9. 跗管和胫神经

扫查趾长屈肌腱并向下至载距突。检查屈肌支持带、胫后血管、胫后神经及其分支（内侧和外侧脚底神经）。探头加压可以评价静脉是否开放。

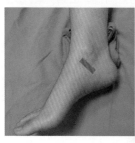
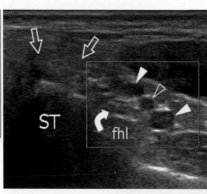
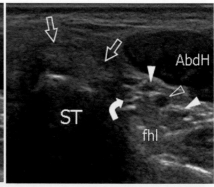

图例　AbdH：踇展肌；弯曲箭头：胫神经；fhl：踇长屈肌腱；ST：载距突；空心箭头：趾长屈肌腱；空心三角箭头：胫后动脉；白色三角箭头：胫后静脉

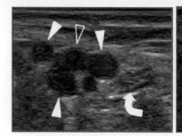
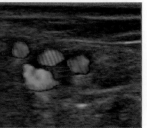

10. 踇长屈肌腱（短轴）

同样的体位，探头继续向后侧移动，检查踇长屈肌腱。距骨内外侧结节作为骨性标志，踇长屈肌腱位于两者之间。患者踇趾被动屈伸，看踇长屈肌腱能否弯曲至距骨后。在短轴面上跟踪该肌腱，直至其通过载距突下方和越过趾长屈肌。

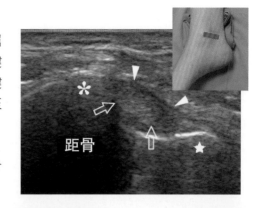

图例 星号：距骨内侧结节；五角星号：距骨外侧结节；空心箭头：踇长屈肌腱；白色三角箭头：支持带

11. 三角韧带

患者脚背屈，在冠状面上检查三角韧带后侧部分。探头上缘置于内踝尖，下缘稍向内踝的后侧面（胫距韧带）、平行面或稍向前侧面（胫跟韧带）旋转。在中央位置能最好地观察韧带的前侧部分（胫舟韧带）。扫查载距突和舟骨之间的跟舟脚底韧带（跟舟韧带）。

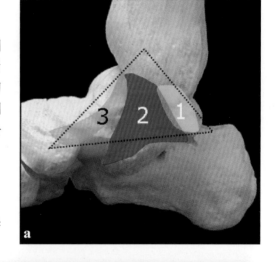

图例 a 三角韧带的组成。1：胫距韧带；2：胫跟韧带；3：胫舟韧带

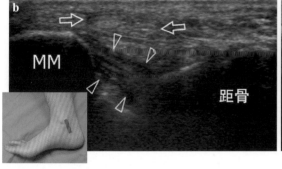 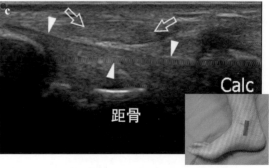

图例 b，c 空心箭头：胫后肌腱；MM：内踝；空心三角箭头：胫距韧带；白色三角箭头：胫跟韧带；Calc：跟骨

12. 踝后区:踇长屈肌腱(长轴)和后关节囊

患者俯卧,脚趾抵于检查床上,使脚与腿垂直。探头置于跟腱内侧,在倾斜矢状面上检查踇长屈肌近端长轴、胫距和距跟后关节凹。在此体位上,后关节凹的积液有可能向前移动。

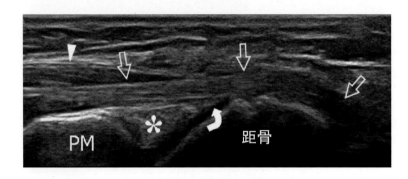

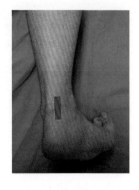

图例　星号:后脂肪垫;白色三角箭头:踇长屈肌;弯曲箭头:踝后隐窝;空心箭头:踇长屈肌腱;PM:内踝后侧

13. 跟腱

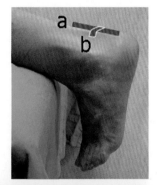

患者俯卧,脚悬于检查床外,或者脚趾抵于检查床上(伸展)。在临床上,对比两侧是否有不同之处,有助于诊断跟腱的全层断裂。在长轴和短轴面上,从肌 - 腱连接处至其在跟骨的附着处检查跟腱。在短轴面上检查跟腱时,在肌腱各侧面上倾斜探头,观察腱周软组织。只在短轴面上测量跟腱的面积。检查跟腱必须向下直到其在跟骨的附着处。检查跟腱后和跟骨后滑囊。

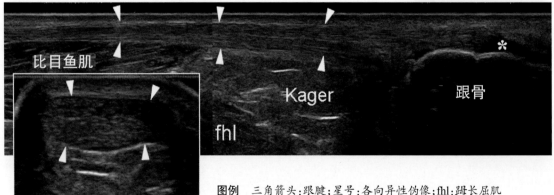

图例　三角箭头:跟腱;星号:各向异性伪像;fhl:踇长屈肌

扫查跖肌腱。如果跟腱完全断裂,跖肌腱会与残留的未损伤跟腱纤维混淆。被动背屈和跖屈,动态观察可以帮助鉴别跟腱的局部撕裂与完全撕裂。

14. 跖腱膜

患者体位与 12 号（见上）所述的相同，探头置于后脚底，检查脚底筋膜在跟骨的附着处。在中线内侧显示长轴面。避免在跟骨结节附着处测量筋膜厚度。适当上调增益，避免因脚底较厚而使声束被吸收。

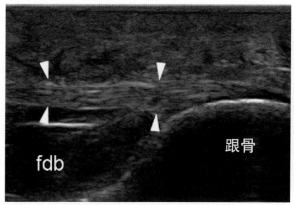 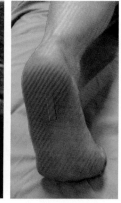

图例 三角箭头：脚底筋膜；fdb：趾短屈肌

索 引